CONTRIBUTION A L'ÉTUDE

DE LA

FIÈVRE HYSTÉRIQUE

PAR

HENRI FABRE
Docteur en médecine de la Faculté de Paris.

PARIS
IMPRIMERIE DE LA FACULTE DE MEDECINE
A. DAVY, SUCCESSEUR DE A. PARENT
52, RUE MADAME ET RUE CORNEILLE, 3

1888

CONTRIBUTION A L'ÉTUDE

DE LA

FIÈVRE HYSTÉRIQUE

PAR

HENRI FABRE
Docteur en médecine de la Faculté de Paris.

PARIS
IMPRIMERIE DE LA FACULTE DE MEDECINE
A. DAVY, SUCCESSEUR DE A. PARENT
52, RUE MADAME ET RUE CORNEILLE, 3

1888

A LA MÉMOIRE DE MON PÈRE

A LA MEMOIRE DE MA MÈRE

A LA MÉMOIRE DE MON ONCLE

ARMAND BAUMEVIEILLE
Docteur en médecine.

A MES FRÈRES

A MES PARENTS

A MES AMIS

Hommage respectueux

A MON PRÉSIDENT DE THÈSE

M. LE DOCTEUR PROUST

Professeur d'hygiène à la Faculté de médecine,
Membre de l'Académie de médecine,
Inspecteur général des services sanitaires,
Officier de la Légion d'honneur.

A M. LE DOCTEUR BALLET

Professeur agrégé à la Faculté de médecine de Paris.
Médecin des hôpitaux.

CONTRIBUTION A L'ÉTUDE

DE LA

FIÈVRE HYSTÉRIQUE

AVANT-PROPOS.

Pendant que nous avions l'honneur de suivre le service de M. le professeur Brouardel à l'hôpital de la Pitié, notre attention a été attirée sur deux malades dont l'une était atteinte de phénomènes pseudo-méningitiques de nature hystérique, et dont l'autre présentait une dyspnée extrêment intense attribuée à la même névrose. L'une et l'autre avaient une fièvre très vive, et le pronostic semblait devoir être extrêmement sombre. Au bout de quelque temps, la température redevint normale, les symptômes s'amendèrent rapidement et la guérison survint.

L'étude de ces deux malades, dont nous rapporterons plus loin les observations, nous donna l'idée d'entreprendre ce travail. Sans empiéter ici sur l'historique de la question, nous dirons que si la forme pseudo-méningitique de la fièvre hystérique a été bien étudiée dans l'excellente thèse de M. Macé, et si les variétés typhoïde lente, etc., ont été remarquablement décrites dans la thèse de M Chauveau, nulle part nous n'avons trouvé la description de la forme dyspnéique. Aussi, sera-t-elle pour nous l'objet d'une étude particulière.

Les observations de fièvre hystérique rapportées jusqu'à ce jour sont en très petit nombre, et l'époque est trop rapprochée où des maîtres éminents en niaient l'existence, pour que nous ne croyions pas faire œuvre utile, en rapportant deux faits nouveaux. Ils se joindront aux cas observés par Debove, Barié etc., et contribueront à lever les doutes sur l'existence des manifestations fébriles de l'hystérie.

Après avoir jeté un coup d'œil rapide sur l'historique, nous entreprendrons l'étude des différentes formes de la fièvre hystérique, nous décrirons surtout leurs caractères cliniques.

Cependant, avant de commencer, qu'il nous soit permis d'adresser à M. le professeur Proust, l'expression de notre vive gratitude, pour l'honneur qu'il nous a fait en acceptant la présidence de notre thèse.

HISTORIQUE.

Les phénomènes fébriles de l'hystérie avaient depuis longtemps frappé nombre d'anciens observateurs, parmi lesquels nous devons citer : Baillou, Rivière, Morgagni, Tissot, Hoffmann, Pomme et Sandras. Mais il ne faut pas s'attendre de la part de ces auteurs à une description détaillée et surtout bien rigoureuse, telle que la clinique moderne l'exige.

Briquet, plus près de nous, affirme aussi l'existence de la fièvre hystérique, dont il n'admet qu'une seule forme : *la forme lente* que nous étudierons plus loin ; mais, établies à l'aide de procédés d'investigations un peu trop primitifs, ses observations manquent aussi de rigueur.

C'est Pomme (1), qui le premier soupçonna l'existence de la fièvre hystérique. Il la décrit dans un Traité des maladies vaporeuses, sous le nom de *fièvre spasmodique*. Mais, Broussais et son école organicienne ne pouvaient laisser s'établir une pareille opinion, la fièvre spasmodique ayant tous les caractères des fièvres essentielles. Il rattache naturellement à une inflammation gastro-intestinale les accès fébriles qui peuvent se produire chez les gens atteints de maladies nerveuses, comme chez d'autres malades.

Chomel, Beau, Landouzy, ne pouvant nier les accès fébriles chez les hystériques, cherchent toujours dans

(1) Traité des maladies vaporeuses, Paris, 1808, cité par Chauveau.

ces cas la cause organique de ce symptôme et le trouvent chacun suivant les idées du moment, soit dans une affection de l'estomac ou du poumon.

Grisolle à son tour s'exprime ainsi :

« Le pouls des hystériques est souvent accéléré. Quelques-unes ont des horripilations, des sensations de froid et de chaud, mais ce ne sont là que des perversions de la sensibilité. Ces malades sont apyrétiques. On a dit qu'un mouvement fébrile pouvait éclater quelquefois et devenir continu et rémittent. *Sans nier absolument que la fièvre puisse naître sous l'influence des troubles du système nerveux*, convenons cependant que le fait est bien rare, si rare que, lorsqu'il y a de la fièvre, on doit soupçonner que celle-ci est de cause symptomatique et en rechercher la cause organique. (1) »

Bezançon ne l'admet pas davantage et cependant on est étonné de trouver chez cet auteur l'observation d'une malade atteinte d'hystérie aiguë prise au début pour une myélite. « Au bout de quelques jours, il survint de la céphalalgie, de l'anorexie et de la fièvre. »

Briquet, au contraire, s'élève avec énergie contre les auteurs trop imbus des idées hippocratiques sur la prétendue incompatibilité de la névrose et de la fièvre. « Dès que l'observation, dit-il, eut remplacé les idées spéculatives, il a été facile de constater qu'il existait chez les hystériques un état fébrile qui ne résultait pas, non seulement de l'existence de phlegmasies utérines, mais même de celle d'une altération des organes appréciables à nos sens. »

Résumant ensuite les nombreux faits cliniques de son

(1) Grisolle. Traité de pathologie interne.

observation, cet auteur range sous deux formes les modalités cliniques de la fièvre hystérique :

La première forme, qui atteste l'ignorance profonde de ce temps au sujet de la physiologie de la fièvre, comprend la simple accélération du pouls.

La seconde forme est suffisamment caractérisée par l'abondance des signes principaux et accessoires de la fièvre : accélération du pouls, chaleur, céphalalgie, soif, anorexie, état saburral.....

Gagey et Briant, dans ces derniers temps, ont repris la question et sont venus prendre la défense des idées de Briquet. Accumulant les observations publiées antérieurement et portant lui-même à l'appui de sa thèse deux observations personnelles, Briant conclut à l'existence de la fièvre hystérique dont il reconnaît trois formes :

1° Une forme lente, décrite par Briquet ;

2° Une forme courte, généralement primitive, revêtant les allures de la fièvre typhoïde ;

3° Une forme intermittente.

A son tour, M. Huchard admettant l'existence de la fièvre hystérique, en décrit trois formes :

1° Une forme lente ;

2° Une forme aiguë, ressemblant à la fièvre typhoïde;

3° Une forme périodique.

Récemment, dans sa thèse de 1883, M. Henry Pinard est venu mettre en doute l'existence de ces formes. Il refuse toute valeur aux observations de Briquet et généralement à toutes celles antérieures à l'usage du thermomètre, et met en doute l'existence de la fièvre hystérique à forme continue, de Briquet. Allant plus loin, il nie la valeur des deux observations de Briant, sur lesquelles est fondée l'existence de la fièvre hystérique à forme courte.

Mais par contre, il crée une classe nouvelle d'accidents hystériques, sous le nom de *pseudo-fièvre hystérique*, dont il reconnaît également deux formes : continue et intermittente, qui, moins l'hyperthermie, reproduisent exactement le tableau des formes décrites par Briquet, Huchard et Briant. Après le travail de M. Pinard on pouvait hésiter sur l'existence de la fièvre hystérique, mais après les communications de MM. Debove et Barrié à la *Société médicale des hôpitaux*, 1886, une telle hésitation n'était plus permise, et l'on pouvait affirmer que la fièvre hystérique existait incontestablement. Cette existence une fois établie, on a aussitôt rattaché avec sûreté à la grande névrose des faits publiés isolément, quelques années auparavant. C'est ainsi que M. Macé, dans sa thèse récente, a réuni les faits publiés avant lui par MM. Boissard, Chantemesse, Dalché, Reynaud et a apporté lui-même une observation probante pour établir l'existence de la forme *pseudo-méningitique* de la fièvre hystérique dont nous rapportons nous-mêmes une observation.

Quelques mois plus tard, dans une excellente thèse, M. Chauveau a fait une étude complète de toutes les formes étudiées jusqu'alors, et a essayé d'établir la pathogénie de l'hyperthermie hystérique en s'appuyant sur les travaux récents de MM. Ch. Richet, Sachs, Aronhson et Girard sur les centres thermogènes du cerveau. Pour lui l'hystérie tour à tour névrose motrice, sensitive, sensorielle, peut être aussi une *névrose thermogène*, et la fièvre hystérique est la forme thermogène de la maladie, comme la polyurie en est la forme sécrétoire, comme les attaques hystériques en constituent la forme motrice.

Nous venons à notre tour porter une contribution bien modeste à l'étude de cette question, et nous espérons que les deux faits cliniques que nous publions ne seront pas sans intérêt pour la consécration définitive de l'existence de la fièvre hystérique. L'une de nos observations constitue un document important et nouveau en faveur d'une forme nouvelle de la fièvre hystérique, la forme respiratoire.

DIVISION.

On admet en général la division suivie par M. Huchard dans le Traité des névroses d'Axenfeld. Cet auteur décrit trois formes de la fièvre hystérique :

1° *Une forme lente*, caractérisée par un état hystérique irrégulier, par des accidents nerveux divers, et par un contraste frappant entre la gravité apparente des symptômes et la faible élévation de température qui ne dépasse pas 38,2 à 38,4.

2° *Une forme aiguë* consécutive le plus souvent à la suppression du flux cataménial et ayant quelques points de ressemblance avec la dothiénentérie.

3° *Une forme périodique* à type quotidien, mais le plus souvent à type tierce.

Mais cette classification a un peu vieilli depuis la publication des faits récents; de nouvelles formes ont été décrites, la forme lente et la forme intermittente se sont trouvées associées comme dans l'observation de M. Debove. Aussi, croyons-nous utile pour la facilité de notre exposition, d'admettre une nouvelle classification basée non seulement sur la durée de l'affection mais encore sur l'analogie que la fièvre hystérique a présentée avec diverses affections.

Nous admettons :

1° Une forme *lente* qui peut revêtir soit le caractère *rémittent*, soit le caractère *intermittent*.

2° Une forme *aiguë* en général, de courte durée, qui comprend par analogie clinique les variétés suivantes :

a). Forme typhoïde ;

b). Forme pseudo-méningitique ;

c). Forme dyspnéique.

I. — Forme lente.

---

a). — *Forme lente proprement dite.*

C'est à Briquet que nous devons la connaissance de cette forme, la seule du reste qu'il ait connue. Les observations qu'il en a données ont été faites avant l'usage clinique du thermomètre ; l'accélération du pouls, la chaleur de la peau sont les principaux signes de la fièvre ; aussi ces faits furent-ils mis en doute par les adversaires de la fièvre hystérique. L'accélération du pouls fut considérée comme un phénomène nerveux et rapprochée de la tachychardie du goitre exophtalmique ; la sensation de chaleur éprouvée par la malade n'était qu'une illusion. Tout cela pouvait se soutenir ; mais depuis, le thermomètre a permis de constater d'une façon irréfutable l'existence d'une hyperthermie souvent très prolongée chez les hystériques. Aussi est-ce d'après les observations seules, où la fièvre a été rigoureusement constatée, que nous étudierons les phénomènes intéressants que l'on a observés dans la forme lente.

Nous étudierons les phénomènes dans l'ordre suivant :

1° Température ; 2° Phénomènes généraux ; 3° Phénomènes nerveux.

1° *Température.* — Le seul caractère de la fièvre hystérique, c'est son extrême irrégularité. Il est rare de trouver deux tracés thermographiques qui se ressemblent. Dans l'observation de M. Debove nous voyons une malade qui pendant deux années présente une température de 38°, puis à des intervalles irréguliers, une ou deux fois par semaine, surviennent des accès simulant la fièvre intermittente quotidienne pendant lesquels la température monte à 39° ou 40° ; puis encore, la fièvre prend le type continu, monte à 40° et oscille entre 40° et 41° pendant quatorze jours ; puis enfin, on voit pendant une période de trois mois la température s'élever de 39° à 41° et rester au-dessus de ce dernier chiffre pendant un mois.

Un fait remarquable dans cette observation c'est qu'il n'y eut jamais d'exacerbation vespérale, la fièvre étant le soir ce qu'elle avait été le matin.

Dans l'observation de M. Barié nous voyons l'hyperthermie succéder à de violentes attaques d'hystérie, attaques prolongées, subintrantes, au point que l'auteur s'est demandé s'il n'avait pas affaire à un état de mal épileptique. La fièvre dans ce cas a duré trois semaines, le thermomètre montait d'une façon irrégulière, habituellement à 38° ou 39°, parfois à 40° ; trois fois il est descendu à 37°. Dans ce cas l'exacerbation vespérale est très marquée, elle atteint près d'un degré.

Dans l'observation V de la thèse de Chauveau, nous notons aussi une fièvre de 40° sans exacerbation vespérale.

Mais un phénomène que l'on retrouve dans toutes les observations c'est la défervescence brusque sans crise.

Ainsi donc, élévation variable de la température qui, très souvent, peut ne pas dépasser 38° ou 39°, mais qui peut aussi atteindre et dépasser 41° ; durée toujours très longue de l'hyperthermie qui peut persister pendant plusieurs mois et même deux années (cas de Debove) ; marche irrégulière, tantôt continue avec ou sans exacerbations vespérales, tantôt rémittente, et quelquefois même franchement intermittente. Tels sont les caractères généraux que l'observation thermographique permet d'attribuer à cette forme de la fièvre hystérique.

2° *Phénomènes généraux.* — La fièvre hystérique peut s'accompagner de courbature, de céphalalgie, d'un état saburral des premières voies digestives sans que ce dernier état puisse atteindre l'importance d'un véritable état gastrique ; mais ce qui manque dans cette pyrexie, c'est l'affaiblissement, l'amaigrissement par autophagie. Cette absence d'affaiblissement général a été surtout mise en lumière par M. Debove et le fait devait d'autant plus frapper cet auteur que sa malade n'a pas cessé pendant plusieurs mois d'être sous l'influence de la fièvre : « Lorsque la guérison est survenue, dit-il, elle a été pour ainsi dire instantanée, sans aucune convalescence ; l'amaigrissement et la perte des forces étaient très peu prononcés, si on les compare à ce que nous observons dans les diverses affections fébriles, et cependant pendant un mois la fièvre avait dépassé 41°. »

Dans l'observation de M. Barié, le même phénomène est remarqué : « Malgré la persistance de la fièvre pendant trois semaines la malade n'a présenté aucun trouble appréciable vers les grands appareils, la respiration est restée normale, sauf parfois *une anhélation assez vive* qui survenait après les crises de nerfs; les voies digestives elles-mêmes, les premières intéressées dans tout état fébrile, n'ont été nullement touchées; la langue est restée humide, et si la malade à différentes reprises, passait quelques jours sans prendre de nourriture, c'était moins par suite d'un embarras gastrique que sous le coup de graves perturbations qui succédaient aux attaques convulsives. Après le vingtième jour de la fièvre, il s'est produit une véritable défervescence brusque à la façon de la pneumonie lobaire ou de l'érysipèle. »

Chez notre malade qui fait le sujet de la 6e observation, la discordance entre l'élévation de température, l'état typhoïde et l'absence de dénutrition était extrêmement frappante; la fièvre se prolongeait, les vomissements incoercibles empêchaient l'alimentation, et malgré un état en apparence désespéré, la malade conservait le facies qu'elle avait à son entrée dans la salle.

Cette absence de phénomènes généraux prouve bien, ainsi que le fait remarquer avec raison M. Debove, que l'hyperthermie n'a pas les conséquences graves que certains médecins lui prêtent, puisqu'une malade peut sans en être gravement atteinte subir pendant plus d'un mois une température de 41°.

Mais nous ne saurions trop insister sur la valeur de ce signe, tout négatif qu'il soit. Il est impossible de ne pas remarquer qu'un malade qui offre une température plus qu'inquiétante ne s'en porte pas plus mal; ce paradoxe clinique doit à lui seul emporter la conviction et faire rapporter à la névrose si féconde en surprises un état qui n'a de grave que l'apparence.

3° *Phénomènes nerveux*. — Dans toutes les observations nous trouvons différentes manifestations de la névrose associées à l'élévation de température. Dans l'observation de M. Debove, pendant trois mois que dura l'un des accès fébriles, « tous les soirs, vers sept heures, survenaient de grandes attaques de nerfs qui se prolongeaient sans interruption jusque vers une heure du matin. »

Mêmes phénomènes chez la malade de M. Barié : « A différentes reprises, la malade s'est trouvée dans une sorte d'*état de mal* caractérisé par une série d'accès subintrants ; on aurait donc pu hésiter tout d'abord sur la nature de l'affection nerveuse... mais les attaques présentées par la malade avaient au plus haut point le caractère hystérique. »

Cette coexistence entre les phénomènes hystériques et la fièvre semble propre à la forme lente et intermittente. On ne la retrouve pas dans la forme pseudo-méningitique, et surtout dans la forme typhoïde. Tout au plus peut-on trouver les stigmates de l'hystérie, et dans la forme typhoïde, Briant va même jusqu'à dire que cette forme peut se rencontrer sans hystérie préalable.

Nous n'avons pas besoin d'insister sur la facilité que procure au diagnostic l'existence de phénomènes hystériques bien constatés.

Diagnostic. — C'est avec la tuberculose au début que cette fièvre lente devait être et a été sans doute confondue. Au commencement l'erreur est impossible à éviter, car la présence de l'hystérie la mieux confirmée n'est pas un obstacle à l'existence de la tuberculose. Mais on commencera à douter de ce diagnostic quand on verra l'état général rester bon malgré la fièvre et les sueurs; on sera convaincu quand on verra au bout de quelques mois de fièvre la malade rester hystérique sans devenir phtisique.

Observation I.

Debove (*Soc. méd. des hôp.*, 13 février 1885).

La malade dont je veux vous entretenir est une hystérique que je soigne d'une façon continue depuis cinq ans.

Elle est âgée de 24 ans et a présenté à l'âge de 7 ans des signes de la maladie nerveuse dont elle est atteinte. Elle a eu toutes sortes d'accidents hystériques : paralysies, contractures, grandes attaques, elle n'a pour ainsi dire pas un instant de répit; elle est tantôt en proie à un accident, tantôt à un autre et réduite à la condition la plus misérable par sa maladie qui ne respecte pour ainsi dire aucun appareil.

Je dois cependant noter qu'elle est très raisonnable, se rend parfaitement compte de sa situation, et qu'elle n'a jamais présenté de troubles graves de l'intelligence, excepté au moment de ses attaques.

Il y a trois ans elle fut prise d'un violent accès de fièvre caractérisée par les trois stades de frisson, de chaleur, de sueur et qui dura plusieurs heures.

Depuis cette époque sa température a été prise régulièrement, presque jamais elle n'est descendue au-dessous de 38°, pendant deux ans; et à des moments tout à fait irréguliers, une ou deux fois par semaine sont survenus des accès simulant plus ou moins exactement des accès de fièvre intermittente pendant lesquels la température montait à 39°, à 40°.

En présence d'une fièvre semblable j'ai d'abord admis une intoxication paludéenne puis une tuberculose.

Le diagnostic fièvre paludéenne paraissait justifié au début par l'existence des trois stades de la fièvre et par ce fait que la malade avait séjourné précédemment en Italie dans un pays fiévreux. J'ai dû abandonner ce diagnostic parce que la quinine n'a eu aucune influence sur la marche de la fièvre, parce que la rate n'a jamais été tuméfiée, parce que surtout, aujourd'hui encore après trois ans de fièvre, non seulement nous ne constatons aucun signe de cachexie palustre, mais bien au contraire tous les signes au moins extérieurs d'une santé florissante.

Le diagnostic de tuberculose latente pouvait être discuté dans le principe, il ne paraît plus discutable à l'heure présente. En un mot parmi les maladies actuellement décrites dans nos livres classiques, je n'en connais aucune qui puisse donner lieu à des accès de fièvre semblables, à une hyperthermie habituelle et durer plusieurs années sans amener des désordres plus ou moins considérables de la nutrition.

A diverses reprises j'ai pris moi-même la température, et je puis affirmer qu'il n'y a aucune simulation comme dans le fait publié par notre collègue et ami M. Du Castel.

Par exclusion je suis arrivé au diagnostic de fièvre hystérique et il me paraît bien difficile d'en formuler un autre. Mais, ce n'est pas tout ; notre malade a eu un accès qui a duré beaucoup plus longtemps que les autres, il a duré quatorze jours. C'était au milieu de novembre ; sans cause appréciable, la température monta à 40° et oscilla pendant quatorze jours entre 40 et 41°. La peau était chaude, brûlante, la langue sale, la céphalalgie intense, la malade avait un peu de délire, mais un délire semblable à celui qu'elle a d'une façon passagère à la fin d'une crise hystérique. Elle continua à s'alimenter avec du lait (3 litres par jour) ; tourmentée par la soif elle le prenait avec avidité. La constipation nous obligea à prescrire un purgatif et cela à deux reprises. La fréquence du pouls était proportionnelle à l'élévation de la température, elle avait de 120 à 130 pulsations. En dehors des signes que j'énumère je ne constatai pas de troubles dans aucun appareil. Je posai le diagnostic fièvre hystérique, mais ce diagnostic un peu insolite méritait confirmation. Je priai mon très honoré maître M. Millard de vouloir bien voir la malade en consultation ; il la vit trois fois, l'examina avec la plus grande attention et arriva au même diagnostic où j'étais amené, non seulement par cette circonstance qu'il était impossible de faire un autre diagnostic, mais aussi parce qu'on avait l'impression instinctive sinon raisonnée, que malgré l'élévation de la température on n'avait pas affaire à une affection grave.

Au début j'avais prescrit sans succès du sulfate de quinine ; le treizième jour, je donnais 5 grammes d'antipyrine, la température tomba presque subitement et la malade, je ne dirai pas, entra en convalescence, mais fut guérie; car en deux jours elle se trouva dans une situation très voisine de celle où elle se trouvait deux mois auparavant.

Depuis la fièvre dont je viens de parler, l'état de la malade est satisfaisant. Nous avons toujours une température de 38°, mais il y a eu un accès dans lequel la température est montée à 39°.

L'action de l'antipyrine a-t-elle été bien réellement la cause de la chute définitive de la fièvre ? Je l'ignore et me contente de signaler le fait.

M. Debove a continué à voir la malade. Toutes les semaines on note de brusques ascensions de la température. Mais, en décembre 1885 et en janvier 1886 s'est produit une élévation plus considérable encore.

Au commencement du mois de novembre notre malade présenta tous les jours, matin et soir, une température de 39,5.

Au mois de décembre cette température s'élevait à 40° et atteignait 41° le 24 décembre, puis dépassait ce chiffre.

Cette fièvre hystérique a été remarquable par son type, par sa longue durée, par son intensité. La fièvre était à peu près le matin ce qu'elle était le soir; il n'y avait pas d'exacerbation vespérale; du moins elle était à peine sensible, contrairement à ce qu'on observe dans la plupart des affections fébriles.

Ces accidents ont duré trois mois. Ils n'ont été accompagnés d'aucun trouble d'aucun appareil; ni de l'appareil digestif (la malade a continué à se nourrir de lait sa nourriture habituelle), ni d'aucun organe; et tous les soirs vers 7 heures, survenaient de grandes attaques de nerfs qui se prolongeaient sans interruption jusque vers une heure du matin. En dehors d'une sensation de vive chaleur il n'y avait d'autre souffrance qu'un sentiment continuel de brisement de courbature des membres.

Lorsque la guérison est survenue, elle a été pour ainsi dire instantanée, sans aucune convalescence. L'amaigrissement et la perte des forces étaient très peu prononcés, si on les compare à ce que nous observons dans les diverses affections fébriles, et cependant pendant un mois, la température avait dépassé 41°.

Ceci tendrait à démontrer que l'hyperthermie n'est pas un aussi grand danger que bien des médecins le soutiennent, et que si elle est si redoutée dans les fièvres c'est qu'elle n'existe pas seule, mais se produit chez des sujets, dont les poumons sont profondément altérés. Je sais bien que suivant l'habitude on nous objectera qu'il s'agit d'une fièvre hystérique, mais, c'est justement pour cela que notre observation est plus intéressante puisqu'elle porte sur une malade qui n'avait aucune lésion d'organe. Les viscères d'une hystérique ne doivent pas être plus résistants que les organes des autres malades.

Observation II.

Barié (*Soc. méd. des Hôp.*, 28 mai 1886).

Il s'agit d'une malade employée au service de l'hospice et présentant déjà depuis longtemps la plupart des manifestations de la grande hystérie : attaques convulsives fréquentes, paralysies passagères, troubles profonds de la sensibilité générale et spéciale, etc.

Un matin après une attaque convulsive des plus violentes, cette jeune femme fut frappée d'hémiplégie complète de la motilité et de la sensibilité occupant tout le côté gauche, sauf la face ; et là dans l'espace d'une douzaine de jours elle présenta plus de trente attaques ; on en compta jusqu'à sept dans la même journée.

Pendant plusieurs semaines, la malade resta dans cet état, passant quelquefois deux ou trois jours sans manger, sans uriner et dans un état de mutisme complet. Elle paraissait ensuite sortir d'un rêve et pendant les journées suivantes, l'appétit et la parole revenaient. La sécrétion urinaire se montrait de nouveau pour disparaître encore le plus souvent après une nouvelle attaque.

Un grand nombre de médications furent mises en œuvre : l'emploi des antispasmodiques les plus variés, l'enveloppement dans le drap mouillé, l'usage méthodique des aimants, tout fut impuissant devant cet état névropathique enraciné.

Je me bornais donc à une simple surveillance de la malade, lorsqu'un matin après une attaque convulsive des plus violentes, à la suite de laquelle cette jeune femme était restée comme anéantie, je trouvai la peau chaude et sèche et le pouls fréquent. Je fis prendre la température axillaire, elle était de 39° et le pouls battait 98 pulsations. L'examen le plus minutieux ne me permit pas de rapporter cet état fébrile à un état pathologique caractérisé et je remis au lendemain pour porter mon diagnostic. Or ce jour-là l'exploration physique resta aussi nulle que la veille, cependant il y avait encore de la fièvre, car le thermomètre accusait 38°6 dans l'aisselle.

Pendant les deux jours qui suivirent il fut absolument impossible de placer un thermomètre chez la malade, en proie à une série d'attaques des plus violentes terminées le plus souvent par un hoquet interminable ou par de profonds sanglots.

Le 23 juillet, cette jeune femme étant plus calme, je trouvai chez elle la peau sèche et brûlante et la température axillaire marquait 38°8 ; or à partir de ce jour jusqu'au 11 août, *c'est-à-dire pendant une période de 20 jours*, elle ne cessa de présenter *un état de fièvre permanent.* Malgré la présence d'une infirmière qui ne quittait pas la malade durant tout le temps que le thermomètre était dans l'aisselle, je voulus me mettre à l'abri de toute supercherie ; c'est pourquoi l'on prit toujours simultanément la température du creux de l'aisselle et celle du rectum.

Moi-même à plusieurs reprises, et après vérification des thermomètres, je mis ceux-ci en place et constatai l'élévation de la colonne mercurielle.

Nous pouvons donc affirmer que les chiffres indiqués dans le tableau ci-après ont été relevés avec la plus grande exactitude.

23 juillet. Matin : T. R., 39,4. — Soir : T. R., 39,4 ; T. A., 38,8.

Le 24. Soir : T. A., 40° ; P. 100.

Le 26. Matin : T. R., 40,4 ; T. A., 40°. — Soir : T. R., 40,2 ; T. A., 40°.

Le 27. Matin : T. R., 40,8 ; T. A., 40,4.—Soir : T. R., 41,2 ; T. A., 40,6 ; P. 102.

Le 28. Matin : T. R., 40° ; T. A., 39,8.— Soir : T. R., 39,6 ; T. A., 40°.

Le 29. Matin : T. R., 39° ; T. A., 38.5. — Soir : T. R., 39,8 ; T. A., 39,2.

Le 30. Matin : T. R., 38,8 ; T. A., 38,6 ; P. 88.—Soir : T. R., 40,2 ; T. A., 39°.

1er août. Matin : T. R., 39°. — Soir : T. R., 39,8 ; T. A., 39°.

Le 2. Matin : T. R., 38,4 ; T. A., 38,2.— Soir : T. R., 38,4 ; T. A., 38,2.

Le 3. Matin : T. R., 39° ; T. A., 37,8. — Soir : T. R., 38,6 ; T. A., 38° ; P., 94.

Le 4. Soir : T. R., 39,8 ; T. A., 39,4 ; P., 98.

Le 5. Matin : T. R., 40,6 ; T. A., 40°. — Soir : T. R., 41° ; T. A., 40,2.

Le 6. Matin : T. R., 40,8 ; P., 104.

Le 7. Matin : T. R., 41,2 ; T. A., 40,2. — Soir : T. R., 40,8 ; T. A., 39.4.

Le 8. Matin : T. R., 41° ; T. A., 39,8. — Soir : T. R., 40,8 ; T. A., 40° ; P., 94.

Le 9. Soir : T. R., 40° ; T. A., 39,2.

Le 10. Matin : T. R., 38,4 ; T. A., 37,8 ; P., 82. — Soir : T. R., 39° ; T. A., 38°.

Le 11. Matin : T. R., 39°.

Le 12. Matin : T. R., 37,4 ; T. A., 36,8 ; P., 74. — Soir : T. R., 37,4.

Le 13. Matin : T. R., 37° ; T. A., 37°. — Soir : T. R., 37° ; T. A., 37°.

En parcourant ce tableau on remarquera que pour certains jours l'état de la température n'est pas indiqué ; ces lacunes correspondent toutes à une crise nerveuse dont la durée ou la violence n'ont pas permis l'application du thermomètre. On remarquera encore que contrairement à ce qui s'est passé dans l'observation de M. Debove il existe des différences entre la température du matin et du soir ; celle-ci étant presque toujours restée supérieure à la première de plusieurs dixièmes de degrés. A cinq reprises différentes cependant, la fièvre du matin l'a emporté sur celle du soir ; de plus, sauf pour un seul jour où cette différence existait à la fois pour la température de l'aisselle et du rectum (7 août) cette variation de l'état fébrile n'a été notée que pour la température rectale, alors que dans l'aisselle la colonne de mercure continuait à s'élever davantage le soir que le matin ; il y a là une sorte de désaccord difficile à expliquer.

Malgré la persistance de la fièvre pendant trois semaines la malade n'a présenté aucun trouble vers les grands appareils. La respiration est demeurée normale, sauf parfois une anhélation assez vive qui survenait après les crises de nerfs ; les voies digestives elles-mêmes les plus intéressées dans tout état fébrile n'ont été nullement touchées ; la langue est restée humide, et si la malade à différentes reprises, passait quelques jours sans prendre de nourriture, c'était moins par suite d'un embarras gastrique que sous le coup de graves perturbations qui succédaient aux attaques convulsives. Celles-ci ne sauraient du moins en tant que facteur unique être regardées comme cause de cet état de fièvre permanent, car durant les jours où cette femme était dans un état de repos absolu, le thermomètre a pu remonter jusqu'au delà de 40°. Toutefois il m'a paru que les températures hyperpyrétiques survenaient de préférence après ces accès convulsifs.

Après le vingtième jour de fièvre il s'est produit une véritable défervescence brusque à la façon de la pneumonie lobaire ou de l'érysipèle ; mais contrairement à ce qui se passe dans ces pyrexies, l'état de santé n'a subi aucune modification à ce moment ; il est resté ce qu'il était, ni meilleur, ni pire que pendant la période de fièvre.

A différentes reprises la malade s'est trouvée dans une sorte *d'état de mal* caractérisé par une série d'accès subintrants ; on aurait donc pu hésiter tout d'abord sur la nature de l'affection nerveuse et se demander si la patiente n'était pas une *épileptique* chez laquelle cette succession d'accès enchevêtrés aurait fourni l'explication de l'élévation de la température ; mais les attaques présentées par la malade avaient au plus haut point le caractère hystérique : pas de cri initial, pas de perte totale de la connaissance, convulsions à types cloniques, jamais de morsure à la langue ; enfin l'absence de coma à la fin de l'attaque qui était généralement accompagnée de sanglots profonds, ou d'une sorte de hoquet très tenace. D'un autre côté nous savons que l'hyperpyrexie de l'état de mal épileptique est d'un pronostic grave, et nous l'avons dit, dans le cas présent l'état de santé est resté parfait jusqu'au bout. C'est encore en nous appuyant sur les caractères et la marche des phénomènes convulsifs que nous avons rejeté l'hypothèse de cet état fébrile que l'on désigne sous le nom d'hystéro-épilepsie ; d'ailleurs dans ce dernier cas et même quand l'état de mal se prolonge pendant un ou deux mois, ainsi qu'on en a rapporté quelques exemples, la température reste normale ou s'élève à peine de quelques dixièmes de degrés.

Notre malade était bien une hystérique vraie et c'est à ce titre que j'ai cru devoir vous rapporter cette observation dont l'interprétation présente de réelles difficultés.

b) *Forme intermittente.*

Strack, Mercado, Sagar ont signalé la forme intermittente de la fièvre hystérique, mais les adversaires de la pyrexie hystérique n'ont pas manqué de faire remarquer que ces auteurs écrivant dans des pays palustres, leurs observations étaient sujettes à plus d'un doute. C'est ce qu'a fait Landouzy, peut-être d'une façon trop absolue.

Morgagni cite deux observations qui seraient concluantes si la notation thermographique avait été connue ; nous en dirons autant d'un cas de Graves.

Gagey cite un cas observé dans le service du Pr Potain. Tout ce qu'on peut conclure de ce fait c'est que certaines hystériques peuvent présenter les trois phases de l'accès palustre sans élévation sensible de température.

Le fait suivant a été observé par M. le Professeur Charcot.

Observation III.

(Prise par M. Charcot dans sa clientèle et donnée comme type de pseudo-fièvre hystérique à type quotidien par H. Pinard).

Mme X..., 40 ans, tempérament nerveux très accusé. Famille névropathique. Il y a une dizaine d'années, attaques d'hystérie pendant lesquelles elle garda la chambre en proie à des hallucinations vives.

Cette dame tomba malade dans le mois de janvier 1883, après avoir éprouvé de grands chagrins en 1882 et de grandes fatigues.

Sa situation est alors caractérisée par de la *fièvre*, une inappétence complète et un état gastrique tel qu'elle rend tout ce qu'elle tente d'absorber, médicaments et aliments. Après vingt-cinq jours passés ainsi, elle commence à pouvoir supporter le lait, puis des potages, des consommés et enfin un peu de viande à son principal repas. La convalescence paraît s'établir, mais la malade se rétablit lentement. Au cours de cette convalescence, vers le 3 ou 4 avril, Mme X... commence à ressentir à un moment de la journée, à peu près toujours le même, un certain malaise qui la force à prendre quelques heures de repos.

Puis survient quelques jours plus tard un accès de fièvre (dit le docteur qui la soigne) accompagné de mouvements nerveux très prononcés, un tremblement dans les mains, un refroidissement plus marqué.

Traitement. A cause de l'état de l'estomac, lavement de sulfate de quinine. Après quelques jours la fièvre vient en deux périodes, la première vers 11 heures, la seconde plus faible, vers 4 heures. Administration du sulfate de quinine par la voie stomacale.

Malgré ce traitement, la fièvre augmente d'intensité.

M. Charcot est appelé en consultation. Quand il la vit les accès duraient depuis neuf jours.

Examinée vers 4 heures, l'accès durait depuis deux heures, tremblement convulsif de temps en temps surtout du côté droit (membre supérieur et inférieur). Ce tremblement est beaucoup plus intense que celui du frisson de la fièvre. L'accès commencé par un sentiment de froid dans le dos qui s'étend un peu partout ; elle conserve ce sentiment de froid intérieur pendant tout le temps de l'accès, lequel se prolonge quelquefois jusqu'à minuit, une heure du matin ! Il s'y surajoute quelquefois un sentiment de brûlure dans les deux membres supérieurs et dans la partie supérieure du tronc. Il n'y a jamais de sueurs.

Le pouls est à 120 pulsations et ne descend jamais au-dessous de 80. Température axillaire, 37,5. *Il paraît que cela va jusqu'à* 38°, 38,5, *mais jamais au-dessus*.

Urines rares, sentiment de sécheresse dans la bouche et le pharynx. La langue est nette. La face légèrement colorée ainsi que les mains. Chaleur moite, ne boit presque pas. Rien au cœur, rien dans la poitrine.

La malade levée se tient courbée en deux à cause d'une douleur de rein qu'elle a constamment.

Région ovarienne droite douloureuse à la pression, elle assure qu'il en est ainsi depuis sa première attaque d'hystérie, il y a douze ans.

« La maladie hystérique antérieure, ajoute M. Charcot, le caractère spasmodique du frisson actuel et sa longue durée, le désaccord entre le frisson et la température qui reste à peu près normale, l'action nulle du sulfate de quinine porté pendant plusieurs jours aux doses de 70, 80 centigrammes m'ont conduit au diagnostic de *fièvre nerveuse*. »

Malgré le peu d'intensité de la fièvre, le jour de l'examen

de la malade, il nous sembla bien difficile de ne pas prendre l'observation précédente comme un exemple de fièvre hystérique à forme intermittente. Comment appeler autrement une *fièvre nerveuse chez une hystérique* ?

Plus probante encore nous paraît l'observation de M. Debove. Les accidents intermittents furent si nettement caractérisés que l'on songea à une intoxication paludéenne. « Une ou deux fois par semaine sont survenus des accès simulant plus ou moins exactement des accès de fièvre intermittente pendant lesquels la température montait à 39° ou 40°. »

On dut abandonner ce diagnostic parce que la quinine n'eut aucune influence sur la marche de la fièvre, parce que la rate ne fut jamais tuméfiée, parce que, même au bout de trois années de fièvre, on ne constatait aucun signe de cachexie palustre.

La possibilité d'une hyperthermie étant admise, l'intermittence des accès n'a rien qui puisse nous étonner. Nous savons que certaines hystériques sont remarquables par l'intermittence de leur affection. Leurs attaques peuvent survenir chaque jour à la même heure.

Diagnostic. Les résultats que donnera la médication quinique ou arsénicale démontreront la nature réelle des accidents. Il ne faut pas cependant oublier qu'il peut exister une coexistence fortuite entre l'hystérie et l'impaludisme. Ricoux (de Philippeville) a rapporté l'observation d'une jeune fille ayant eu autrefois des accès de fièvre tierce et qui eut plus tard des crises hystériques à type tierce. La médication spécifique supprima la périodicité des accès qui se reproduisirent dans la suite sans aucune régularité.

II. — Forme courte.

C'est la *forme aiguë* de Huchard, celle que quelques auteurs ont aussi appelée *fausse dothiénentérie*, à cause de la forme typhoïde seule connue avant ces dernières années.

a) *Forme typhoïde.*

Elle n'a pas été observée par Briquet, Bernutz l'a peut-être entrevue :

« Ce qu'on rencontre le plus souvent, dit-il, en parlant des accidents fébriles dans l'hystérie, c'est un accident fébrile d'assez courte durée qui paraît dû à l'excitation du système nerveux. »

En tout cas c'est Briant qui dans sa thèse en a rapporté la première observation probante. Il en résume ainsi les caractères :

Une fièvre vive, à évolution courte, *survenue sans hystérie préalable*, présentant un caractère de gravité exceptionnel, se terminant toujours favorablement et laissant à sa suite le cortège habituel des accidents nerveux hystériques.

Cette vue générale nous semble exacte ; le caractère le plus frappant c'est l'absence d'hystérie préalable, ou du moins des accidents constatés de l'hystérie convulsive.

Il est vrai que bien des signes de l'hystérie peuvent passer inaperçus, l'hémianestésie, le rétrécissement du champ visuel, sont des accidents qui demandent à être recherchés. Remarquons cependant que les malades de Debove, de Barié, et toutes celles qui peuvent entrer dans la forme longue ont éprouvé des accidents convulsifs, hystériques nombreux.

Voici l'observation de Briant :

Observation IV.

(Briant, thèse Paris, 1873.)

M... (Léon), domestique, 20 ans. Pas d'accidents hystériques antérieurs. Très peureuse. Le jeudi 11 février, passant au voisinage de la morgue avec sa maîtresse, cette dernière l'engagea à y entrer, l'assurant qu'il n'y avait pas de cadavres en ce moment. Mais, dès qu'elle eut franchi la porte, elle en aperçut un. Saisie d'une terreur folle, elle sortit en poussant des cris. Le surlendemain à midi, elle eut un frisson intense, se sentit lourde, et subitement perdit connaissance. Elle se remit bientôt de cet évanouissement et on la porta dans son lit où elle resta jusqu'au lundi 15 février. Le 16, elle entra à l'hôpital Temporaire, dans le service de M. Rigal, et voici ce que l'on put observer.

Prostration considérable, aspect hébété, décubitus dorsal immobile, bouche à demi ouverte, la malade ne prête aucune attention à ce qui se passe autour d'elle.

La langue est sèche, recouverte d'un enduit jaunâtre, réponses lentes pénibles; P. 120, petit, dépressible; T. A. 39,5.

Le 17. Ventre ballonné, fosse iliaque droite douloureuse, gargouillement, diarrhée. Bruits du cœur sourds et mal frappés, un peu de bronchite. Céphalalgie frontale vive, exaspérée par la toux. Douleurs rachialgiques. T. A. 38,7.

M. Rigal trouve l'ensemble des symptômes caractéristiques d'une fièvre typhoïde, et pronostique une forme adynamique rapidement mortelle. Il remarque cependant que la température s'est élevée très vite (en trois jours) pour une fièvre typhoïde. L'état de la malade n'avait pas permis d'avoir des renseignements.

Prescription : purgatif léger, potion de Todd.

Le soir, 90 pulsations. T. A. 38,2.

Le 18. T. 38,5. Rémission assez sensible de tous les symptômes. La face n'a plus son caractère adynamique, mais la malade a toujours l'œil terne, immobile, contemplatif.

Le 19. T. A. 37,6; le soir 38,4. Rien à signaler du côté des autres symptômes qui semblent toujours caractéristiques d'une fièvre typhoïde. La température diminue graduellement.

Le 22. T. 36,7.

Le 24. En présence d'une défervescence aussi rapide et d'un amendement aussi subit, on se met à la recherche et voici ce que l'on trouve; il existe dans la région du sein gauche des douleurs spontanées. La palpation décèle une hyperesthésie excessive de cet organe ainsi que des régions sus-claviculaire et précordiale. L'hyperesthésie existe dans tout le côté gauche du corps quoique à un plus faible degré. Anesthésie et analgésie de tout le côté droit. Des piqûres profondes sont insensibles et ne donnent aucune goutte de sang. Pas de point ovarique. Ventre douloureux. Cet état persiste pendant quelques jours.

Le 28. Douleur occupant le sommet de la tête gravative et continue. La malade refuse tout aliment, elle a vomi fréquemment dans la nuit. L'hyperesthésie du côté gauche a complètement disparu; elle a fait place à une analgésie qui occupe maintenant tous les points du corps, la face et la langue. La malade ne trouve aucun goût à ce qu'elle mange, ne sent absolument pas les odeurs.

2 mars. Anorexie et vomissements persistent.

Les 3, 4 et 5. La malade prend quelques aliments.

Le 10. Fonctions digestives normales. L'état analgésique est le même. L'anesthésie occupe la cavité buccale, la luette, le pharynx; on peut toucher l'épiglotte avec le doigt sans déterminer aucun réflexe.

Le 15. Après un frisson léger, paraplégie subite avec contracture des deux jambes.

Le 18. Légère incontinence d'urine, sensibilité musculaire compromise. La malade ne sent pas les courants électriques; ils n'ont aucun effet sur les muscles contracturés.

Rien aux membres supérieurs.

Le 20. Épigastralgie intense. Les règles qui devaient venir le 5, n'ont pas paru. Anesthésie et paraplégie persistent ainsi qu'une légère incontinence d'urine.

Pas d'attaques convulsives.

Cette observation montre bien en quelles erreurs un clinicien consommé peut tomber faute de penser à la fièvre hystérique. Malgré la marche insolite de la fièvre on n'hésite pas en présence de phénomènes adynamiques graves accompagnés d'une température de 39° à diagnostiquer une fièvre typhoïde adynamique du pronostic le plus sombre. C'est par exclusion dans ce cas, en présence d'une terminaison inattendue que l'on a pensé à rechercher les signes de l'hystérie.

Désormais on n'attendra pas la défervescence brusque, mais devant une hyperthermie qu'aucun prodrome n'a préparée, qu'aucun renseignement étiologique n'explique, survenant chez une femme nerveuse à la suite d'un trouble nerveux ou d'une vive émotion, on recherchera les stigmates de l'hystérie et l'on réservera au moins le pronostic.

On surveillera alors la température et l'état général, et l'on trouvera toujours dans la marche irrégulière ou nsolite de l'une et dans la bénignité paradoxale de l'autre l'explication des phénomènes inquiétants en apparence seulement.

b) Forme pseudo-méningitique.

Dans sa thèse sur la méningite tuberculeuse de l'adulte, Chantemesse cite trois observations complètes où l'on retrouve tous les signes de la méningite tuberculeuse : ralentissement du pouls, tache méningitique, constipation opiniâtre, etc.. « Seules, dit-il la connaissance des antécédents du sujet, l'existence de troubles de la sensibilité imputables à l'hystérie, la température qui ne s'éloigne pas de la normale, permettent de soupçonner l'intervention de la névrose et de rester pour le diagnostic dans une sage réserve ».

Dalché a rapporté une autre observation moins complète que les précédentes.

On nota de la céphalalgie, de la diplopie, du délire, mais la température ne dépassa jamais 38,8.

Dans ces observations comme dans celle de Boissard publiée en 1882, si les phénomènes nerveux étaient toujours assez importants pour éveiller l'idée de la tuberculose méningée, d'autre part on pouvait facilement éviter l'erreur, grâce à l'étude de la température qui ne s'éloignait pas de la normale.

Il n'en est pas de même dans les observations plus récentes dont M. Macé dans sa thèse inaugurale a fait une étude attentive.

La température oscille entre 38° et 39° et elle peut s'élever jusqu'à 40° et 40,5.

L'hyperthermie est alors un nouveau phénomène qui s'ajoute aux symptômes nerveux pour éveiller l'idée d'une affection méningée.

Quant aux phénomènes méningitiques on les retrouve

presque tous en parcourant les différentes observations, sauf peut être les paralysies partielles.

La *constipation* est absolue, la *céphalalgie* est si intense qu'elle arrachait à la malade qui fait le sujet de notre observation des cris continus assez semblables aux cris hydrencéphaliques. Les *vomissements* se retrouvent dans toutes les observations avec les caractères qu'on leur assigne dans les affections cérébrales. Ce symptôme a présenté une intensité et une ténacité remarquables chez notre malade.

La photophobie, le myosis, l'hyperesthésie généralisée, la raie méningitique, la contracture de la nuque et des membres, le délire, des bourdonnements d'oreille, tous ces signes peuvent s'observer avec les mêmes caractères que dans la méningite la plus authentique.

Ces accidents peuvent survenir isolément sans qu'on puisse découvrir aucune lésion organique, mais on peut aussi voir l'affection précédée par un état pathologique nettement caractérisé, c'est en général une inflammation vaginale ou utérine, ou des troubles gastro-intestinaux.

Dans ce dernier cas dont notre observation personnelle est un bon exemple on trouve un état saburral des premières voies digestives, de l'anorexie et presque toujours une constipation absolue qui résiste aux purgatifs, le ventre est ballonné. Comme la fièvre est considérable, l'adynamie profonde, on pense invinciblement à une fièvre typhoïde.

Bientôt les phénomènes cérébraux éclatent, le tableau morbide change, et l'on croit avoir affaire à une véritable méningite.

Observation V.

(Macé, *loc. cit.*)

Fièvre hystérique ; accidents pseudo-méningitiques.

La nommée Ay... (Louise), infirmière, âgée de 24 ans, entre le 24 septembre 1885 salle Lorain, lit n° 6, dans le service de M. le Dr Lancereaux, à l'hôpital de la Pitié.

Rien chez les ascendants. Un de ses frères a eu une maladie de cœur.

A l'âge de 7 ans, elle a commencé par avoir des attaques convulsives qui ont cessé complètement à 19 ans, époque de l'établissement de ses règles.

Il y a 3 ans, elle est entrée dans le service de M. Vulpian pour des accidents choréiformes s'accompagnant d'une photophobie qui l'a forcée à porter des lunettes bleues. Dans ces dernières années, à plusieurs reprises, aphonie nerveuse complète survenant et disparaissant brusquement.

Dans les quelques jours qui ont précédé son admission comme malade dans la salle, elle a souffert de malaise, perte d'appétit, agitation nocturne.

Le matin, quand nous la voyons, nous constatons un état fébrile très marqué avec symptômes généraux d'apparence grave. T, 39,5. Peau sèche, moite, pouls régulier mais petit et très rapide.

La malade a le visage turgescent, congestionné ; les yeux fermés, elle ne peut ouvrir les paupières à cause d'une photophobie intense. Sa tête est renversée en arrière par le fait d'une contracture des muscles de la nuque. Céphalalgie violente. Insomnie traversée par des cris. La malade manifeste de l'agitation et pousse des gémissements, si l'on fait du bruit autour d'elle ou si l'on dirige un rayon de lumière sur son visage.

Ventre rétracté, constipation absolue. On constate une raie

méningitique très nette. Degré assez accentué d'hyperesthésie généralisée. Réflexes rotuliens peu modifiés. L'examen clinique des autres organes est négatif. Rien au cœur, rien aux poumons, rien dans l'urine. Les membres inférieurs et les côtes présentent des marques non équivoques de rachitisme.

En présence de ces symptômes, on porte le diagnostic de méningite tuberculeuse.

Sangsues aux apophyses mastoïdes, calomel à doses réfractées.

Le lendemain et les jours suivants, l'état de la malade reste à peu près le même. Elle est abattue, prostrée, les sourcils froncés, le visage hostile. Elle garde toujours la même hyperesthésie sensorielle et une vive céphalalgie, ce qui la fait porter constamment ses deux mains à la tête.

La température oscille entre 38,4 et 39,5, maximum qu'elle n'a jamais dépassé. Le pouls reste très fréquent, 100 à 110; pupilles contractées mais égales, pas de paralysie oculaire.

A cinq ou six reprises différentes, vomissements bilieux, verdâtres, se produisant sans efforts, de quantité moyenne, ayant l'apparence de vomissements encéphaliques.

La respiration n'est pas troublée un seul instant, et le rythme n'en est pas modifié.

Le pronostic porté reste des plus graves, le diagnostic de méningite tuberculeuse semble absolument confirmé. On continue la médication par le calomel.

Dix jours après le début des accidents nous trouvons un matin la malade dormant paisiblement d'un sommeil naturel. Quand on la réveille, elle regarde, les yeux demi-ouverts, elle ne paraît plus se plaindre de sa tête. La température est de 38°. La nuque est encore raide.

L'idée d'accidents hystériques vient alors pour la première fois à l'esprit. Nous trouvons une hémianesthésie sensitivo-sensorielle complète de tout le côté droit, de l'anesthésie pharyngée, un rétrécissement du champ visuel à droite.

Les jours suivants l'amélioration s'accentue, la fièvre disparaît avec les autres symptômes, la malade reprend de la gaîté et de l'appétit, mais quand elle veut se lever, elle s'affaisse sur le parquet.

Les phénomènes pseudo-méningitiques ont fait place à une paraplégie qui disparaît au bout de peu de temps.

Le 12 octobre, la malade quitte son lit et reprend son service d'infirmière. La santé reste bonne jusqu'en janvier. A cette époque elle fut reprise du même ensemble de phénomènes morbides que nous avons décrits.

L'apparition des accidents fut précédée, comme la première fois, d'une courte période de malaise mal défini.

Elle reste malade depuis le 18 janvier jusqu'au 1er février où elle quitte le service en parfaite santé ; on se contenta cette fois de purger la malade.

Observation VI (personnelle).

La nommée G... X..., infirmière, âgée de 22 ans, entrée le 12 mars 1888, salle Valleix, service de M. Brouardel.

Père mort à la suite d'un accident et *mère* morte à la suite d'un chaud et froid. Deux sœurs bien portantes.

Réglée à 11 ans, et toujours bien réglée depuis. Jamais de grossesses ni de fausses couches. Pas de fièvres éruptives, aucune trace, ni aucun commémoratif de syphilis.

A 16 ans, elle a souffert pendant quelques mois de violentes douleurs d'estomac. Elle vomissait presque continuellement et ne pouvait tolérer aucun aliment. Ces vomissements résistèrent à la potion de Rivière et à la glace ; la cocaïne les aurait fait disparaître.

L'année dernière, elle est entrée dans le service de M. Verneuil pour un abcès ganglionnaire du cou, qui a guéri rapidement à la suite d'une injection d'éther iodoformé.

Elle ajoute qu'elle éprouve de violentes palpitations et de la dyspnée quand elle monte les escaliers ou qu'elle fait quelque violent exercice ; elle se plaint aussi de souffrir souvent de fortes douleurs de tête durant le jour. Elle a le dégoût de la viande, préfère les légumes crus et en général les mets acides. Elle n'aurait jamais eu d'accidents hystériques bien caractérisés.

Les jours précédents, elle n'a remarqué aucune aggravation à son état, mais elle entre pour ces troubles divers qui l'inquiétent.

Le 12 mars, la malade a un faciès légèrement coloré et vultueux. La langue est blanche et saburrale. Pas de douleurs dans le ventre, ni dans les membres, rien à la gorge, rien dans les poumons. Léger souffle anémique à la base. Leucorrhée peu abondante, col légèrement ramolli (métrite du col). Utérus petit, mais douloureux à la pression.

La malade se plaint de céphalgie, de courbature, d'insomnies et de rêvasseries. Elle est constipée.

On diagnostique un embarras gastrique et un purgatif est administré.

Température normale.

Le 15 mars. L'état, loin de s'améliorer les jours précédents, n'a fait que s'aggraver, la malade se plaint de céphalée intense. Elle refuse toute nourriture. Elle a de fréquents vomissements. T. m., 38,2; s., 38,6.

Le 18. La céphalée ne laisse plus aucun répit à la malade qui pousse des cris continuels. Les vomissements continuent. La prostration est complète, la malade répond à peine aux questions. La langue est sèche, la constipation continue, le ventre n'est pas douloureux. On réserve le diagnostic à cause de la réunion de phénomènes insolites : céphalée, vomissements, état typhoïde, fièvre.

Lavement matin et soir. Lait et bouillon. T. m., 39,4; t. s., 40°.

Le 22. Même état. La céphalée et les vomissements continuent. L'état typhoïde s'est encore aggravé. La peau est sèche et brûlante. Pas de tâches rosées, ni d'éruption d'aucune sorte.

Les boissons glacées n'ayant produit aucun effet sur les vomissements, on donne du champagne frappé qui est toléré, et contre l'hyperthermie, on commence l'usage des bains froids. T. m., 40° ; t. s., 40,4.

Après le bain froid, la température s'est abaissée d'un degré.

Le 29. L'état général est le même, la température reste au-dessus de 40°. La malade est dans le décubitus dorsal complètement immobile, état de stupeur marqué, pas de délire, pas de carphologie. Chose remarquable : ni le visage, ni le corps ne sont amaigris, et à ce point de vue, la malade est à peu près dans le même état qu'au moment de son entrée. L'état des organes est normal comme le premier jour.

En ce moment, la discordance entre la température qui dépasse 41° et le pouls qui reste à 78°, l'état presque comateux de la malade, la céphalée continue et intense, les vomissements incoercibles, tous symptômes qui évoquent l'idée d'une affection cérébrale; on affirme l'existence d'une méningite et l'on porte un pronostic des plus graves.

Le 30. Même état sub-comateux. La température oscille entre 40° et 41°. Le pouls cependant remonte à 90°, et pour la première fois, les vomissements cessent. On continue le traitement, champagne glacé, bains froids.

1er avril. La malade a eu une syncope de 20 minutes à la suite d'un lavement. T. m., 40,6 ; t. s., 41°. Pouls 84.

Le 2. Nouvelle syncope de 10 minutes après un lavement. Les vomissements ont recommencé pendant la nuit. T. m., 40,4; t. s., 41. Pouls 90.

Le 6. La température commence à s'abaisser; la céphalalgie diminue un peu. Malgré les températures précédentes, les vomissements presque ininterrompus et l'absence presque totale d'alimentation, on constate avec étonnement que la malade *n'a pas maigri*, le faciès est presque le même qu'à l'arrivée de la malade. Pas de crise urinaire.

Du 6 au 15 avril, la température baisse et tend à rester à

39°, mais le 15, le 16 et le 17, on note une nouvelle ascension au-dessus de 40° ; cette ascension n'est pas suivie d'augmentation de phénomènes généraux et fonctionnels et la malade quitte le service.

Ajoutons que les températures ont été prises deux et trois fois avec des thermomètres différents par l'interne et les externes du service. La température vaginale a été prise par comparaison avec celle de l'aisselle.

Lorsque la marche insolite de la température, la discordance entre la gravité des phénomènes nerveux et la gravité des phénomènes généraux eut évoqué l'idée d'une fièvre hystérique, on ne trouva pas les stigmates habituels de la névrose, aussi importants qu'on eût pu l'espérer. Il n'y avait pas d'anesthésie sensitive et sensorielle, aucune de ces manifestations bruyantes comme la fièvre hystérique en laisse souvent après elle, pas de phénomènes de *boule* ou de *clou*, mais seulement une vive douleur à la pression de l'ovaire droit.

Pour être isolé, ce phénomène hystérique garde toute sa valeur et même en son absence, on serait bien forcé de rapporter à l'hystérie un état morbide qui ne saurait entrer dans le cadre d'aucune maladie connue.

Malgré l'anomalie du début, il semble bien difficile que l'on puisse porter du premier coup et au premier jour le diagnostic de pseudo-méningite hystérique. Presque toujours, la fièvre et les phénomènes habituels de la méningite bien constatés, on aura de la peine à songer à une manifestation fébrile de l'hystérie. Ce n'est que plus tard que le doute se produira en présence d'un tracé un peu fantaisiste de la température, du bon état général persistant, du caractère par trop hystériforme des attaques convulsives. Mais c'est le plus souvent en présence d'une terminaison favorable survenue d'une façon aussi brusque qu'imprévue qu'on pensera à l'hystérie par suite de l'impossibilité de faire entrer les phénomènes observés dans le cadre d'aucune affection connue.

c). *Fièvre hystérique à forme dyspnéique.*

Les accidents respiratoires ne sont pas rares dans l'hystérie.

On peut observer : 1° Des troubles vaso-moteurs des voies respiratoires ; c'est ainsi qu'on explique les hémoptysies hystériques ; 2° On peut voir survenir des spasmes des muscles du larynx et des muscles bronchiques. Le spasme de la glotte peut donner lieu à tous les accidents de la suffocation ; la contracture du diaphragme peut aussi produire une forme grave de dyspnée, enfin le spasme des muscles bronchiques peut produire des accidents analogues à ceux de l'asthme (asthma utéri), les malades ont des accès de dyspnée, on trouve des râles sibilants dans la poitrine, le murmure vésiculaire est un peu affaibli, l'expectoration ressemble à de l'eau gommée ; ces accès surviennent le jour comme la nuit, souvent à l'approche ou à la fin d'une attaque convulsive.

Mais il est une cause de dyspnée qui n'a guère attiré l'attention des auteurs et qui s'explique bien par les données de la physiologie moderne. A côté des accidents convulsifs produits par l'excitation des centres moteurs du cerveau, à côté de la tachycardie sans lésion cardiaque, que l'on explique par une excitation au niveau des noyaux du pneumo-gastrique, en même temps que l'hyperthermie qui ne paraît être que le résultat de l'excitation des centres thermogènes du cerveau, on comprend qu'il puisse exister des troubles respiratoires produits par des troubles dans le fonctionnement des centres qui président aux mouvements que nécessite la ventilation pulmonaire.

Dans ces cas, la respiration n'est pas entrecoupée par des spasmes des muscles laryngés ou bronchiques ; à aucun moment il n'y a d'obstacle au passage de l'air, ce n'est pas de l'*apnée* mais de la *polypnée*.

C'est à dessein que nous avons rapproché plus haut la polypnée hystérique de la tachycardie de même nature. Ces deux phénomènes produits par une cause analogue peuvent se trouver réunis dans certains cas, ce qui prouve l'unité de leur nature. C'est ainsi que nous relevons dans les cliniques d'Andral, l'histoire d'une femme hystérique, dont les accès étaient caractérisés par de *violentes palpitations* avec teinte bleuâtre des extrémités, et surtout par une accélération *des mouvements respiratoires* qui atteignaient le chiffre de *cent quarante* par minute.

Le plus souvent, la polynée s'observe sans tachycardie. Todd a cité une observation où cette fréquence était de *quatre-vingt-dix* à *cent-vingt* par minute. *Huchard* et *Axenfeld* ont aussi cité des cas nombreux où cette accélération des mouvements respiratoires constituait le fait dominant.

Mais aucun des observateurs précédents n'a trouvé les troubles respiratoires décrits associés à la fièvre nerveuse. Le fait cependant semble s'être rencontré dans l'observation rapportée par Barié. « Malgré la persistance de la fièvre pendant trois semaines, dit cet auteur, la malade n'a présenté aucun trouble appréciable vers les grands appareils, la respiration est restée normale, sauf *parfois une anhélation assez vive* qui survenait après les crises de nerfs. »

Dans l'observation suivante on trouvera un exemple plus complet de l'association des troubles thermiques et respiratoires.

Observation VII (personnelle).

La nommée M... Lucie, âgée de 26 ans, domestique, entrée le 8 octobre 1888, salle Valleix, dans le service de M. le professeur Brouardel.

Père bien portant, sa *mère* a souffert dans sa vie d'attaques convulsives qui semblent se rapporter à l'épilepsie. Deux frère et sœur bien portants.

La malade a été dès son enfance d'une constitution très faible. Réglée pour la première fois entre 13 et 14 ans, ses règles ont disparu peu après pendant près de deux ans. Son ventre était fréquemment ballonné et douloureux. Il y a huit ans, elle a reçu un coup dans l'aine du côté droit et un an après elle entrait à la Pitié dans le service de M. Cornil pour de violentes douleurs au même endroit. Peu de temps après elle allait se faire soigner à Cochin pour un érythème des deux jambes.

Actuellement elle se plaint d'avoir la nuit des cauchemars fréquents, elle se réveille souvent couverte de sueur; elle avoue que son caractère est difficile, très emporté, elle rit facilement, et elle a souvent des crises de larmes. Elle se plaint d'éprouver quelquefois une sensation de constriction au niveau du cou et elle décrit le phénomène de la *boule hystérique.*

Son affection aurait débuté il y a une quinzaine de jours, par une diarrhée qui dure encore, de fortes douleurs d'estomac, une céphalalgie intense, par des frissons, par des courbatures. Il y a cinq ou six jours que la dyspnée a débuté.

A l'examen, on trouve le facies vultueux et coloré, le ventre ballonné et douloureux. Mais on est aussitôt frappé par l'état d'anhélation dans lequel se trouve la malade ; ses mouvements respiratoires atteignent le chiffre de 35 ou 40° par minute, ils augmentent encore de nombre dès que la malade essaye de faire quelques mouvements. Malgré cette dyspnée il n'y a aucun signe d'asphyxie, le facies est rouge et un peu vultueux, mais il n'y a pas de cyanose des lèvres ni des extrémités.

Le poumon et le cœur auscultés avec le plus grand soin ne sont le siège d'aucun phénomène morbide. Les urines ne contiennent pas d'albumine. Température soir, 39°.

Devant cette dyspnée inexplicable et à cause des antécédents et des commémoratifs rapportés plus haut, on songe à l'hystérie et on en recherche les stigmates. Pas de contractures, ni de paralysies, pas de zones bien nettes d'anesthésie. Ovaralgie du côté gauche.

Les jours suivants les phénomènes fébriles et respiratoires ont continué sans modification. C'est le soir que la dyspnée est surtout intense ; la malade assise sur son lit parle d'une voix entrecoupée.

Les phénomènes gastriques du début n'ont pas tardé à disparaître, la malade prend avec plaisir du lait et des potages ; elle conserve toute son intelligence, et malgré une fièvre de trois semaines, l'état général est bon, la malade ne maigrit pas.

Le 29 octobre, la dyspnée a cessé brusquement et l'on constate en même temps une défervescence brusque. Deux jours après la malade sort, elle ne semble pas avoir été malade.

Le tableau suivant est la reproduction de sa feuille de température.

8 octobre. Soir : 39°.

Le 9. Matin : 38°. — Soir : 39°.

Le 10. Matin : 37,8. — Soir : 39°.

Le 11. Matin : 37,6. — Soir : 38°.

Le 12. Matin : 37°. — Soir : 38,2.
Le 13. Matin : 37,6. — Soir : 37,8.
Le 14. Matin : 37,2. — Soir : 37,6,
Le 15. Matin : 38°. — Soir : 37,2.
Le 16. Matin : 37,6. — Soir : 37,8.
Le 17. Matin : 37,8. — Soir : 38°.
Le 18. Matin : 38°. — Soir : 39°.
Le 19. Matin : 38,4. — Soir : 40,6.
Le 20. Matin : 38,6. — Soir : 40,2.
Le 21. Matin : 38°. — Soir : 40,2.
Le 22. Matin : 38,2. — Soir : 40°.
Le 23. Matin : 39°. — Soir : 40°.
Le 24. Matin : 38,2. — Soir : 40°.
Le 25. Matin : 38,8, — Soir : 40,2.
Le 26. Matin : 37,6. — Soir : 40°.
Le 27. Matin : 37,4. — Soir : 39,4.
Le 28. Matin : 38,2. — Soir : 39,6.
Le 29. Matin : 38,6. — Soir : 37,2.
Le 30. Matin : 37,4. — Soir : 37,6,

Toutes ces températures ont été prises par l'interne ou les externes du service, chaque fois avec plusieurs thermomètres et en vérifiant chaque fois la température axillaire par la température vaginale.

Nous n'insisterons pas sur le diagnostic de cette forme.

En présence d'une dyspnée énorme qu'aucun phénomène sthétoscopique n'explique, quand l'examen du cœur et du rein auront été négatifs, on songera naturellement à la grande névrose. L'existence de la fièvre ne sera plus aujourd'hui un obstacle au diagnostic de la dyspnée hystérique ; l'irrégularité extrême de la courbe sera, au contraire, une preuve de plus de la nature nerveuse de l'affection.

CONCLUSIONS.

I. — L'hyperthermie d'origine hystérique s'accompagne de phénomènes variés du côté des organes.

II. — Ces troubles fonctionnels associés à la fièvre simulent plusieurs affections très graves dont les plus fréquentes sont :

1° La fièvre intermittente;

2° La fièvre typhoïde;

3° La méningite.

III. — Il faut ajouter à ces affections une dyspnée intense avec fièvre pouvant simuler une maladie grave du poumon.

IV. — Pour le diagnostic de ces fausses affections on se basera d'une façon générale sur la connaissance des manifestations antérieures ou actuelles de l'hystérie, sur la marche toujours extrêmement irrégulière de la fièvre; sur la disproportion paradoxale entre la fièvre et l'état général qui, malgré tout, reste toujours bon.

INDEX BIBLIOGRAPHIQUE.

Pomme. — Traité des affections vaporeuses des deux sexes, 1803.

Landouzy. — Traité de l'hystérie, 1846.

Briquet. — Traité clinique et thérapeutique de l'hystérie, 1859.

Beau. — Bull. de l'Acad. de méd., 1859.

Graves. — Cliniques. Trad. Jaccoud.

Grisolle. — Traité de pathol. interne.

Bertholle. — Bull. de la Soc. méd. chirurg., 1868.

Gagey. — Des accidents fébriles chez les hyst , th. Paris, 1869.

Verette. — De l'hystérie aiguë, conséquence de l'arrêt subit de la menstruation. Th. Paris, 1875.

Briand. — De la fièvre hystérique. Th. Paris, 1877.

Ricoux. — Gaz. hebdom., 1878.

H. Pinard. — De la pseudo-fièvre hyst. Th. Paris, 1889.

Richet. — Arch. physiolog., 1884.

Leclerc. — Thèse Lyon, 1884.

Dalché. — Accidents hystériques à forme pseudo-méningitique. Gaz. méd. Paris, 17 janv. 1885.

Chantemesse. — Etude sur la méningite tuberc. de l'adulte. Th. Paris, 1884.

Boissard. — Phénomènes pseudo-méningitiques dans l'hystérie. France méd., 15 février 1883.

Debove. — De la fièvre hystérique. Soc. méd. des hôpitaux, 25 février 1885 et 23 avril 1886,

Barié. — Soc. méd. des hôpitaux, 28 mai 1886.

Macé. — Des accidents pseudo-méningitiques chez les hystériques. Th. Paris, 1888.

Chauveau. — Formes cliniques et pathog. de la fièvre hystérique. Th. Paris, 1888.

Paris. — Typ. A. PARENT, A. DAVY, Sr, Imp. de la Faculté de médecine
52, rue Madame et rue Corneille, 3.

www.ingramcontent.com/pod-product-compliance
Lightning Source LLC
LaVergne TN
LVHW050452160826
845677LV00003B/750

* 9 7 8 2 3 2 9 6 7 4 4 6 9 *